DES MOYENS
QUE
LA SAINE MEDECINE

Peut employer pour multiplier un Sexe plutôt que l'autre.

Par M. SAURY, Docteur en Médecine, & correspondant de l'Académie des Sciences de Montpellier.

Sixieme Partie de ses Opuscules.

Quod medicorum est promittunt Medici.

Prix, 1 liv. 10 f. broché, & 1 liv. 16 f. franc de port par la Poste pour la Province, en affranchissant le port des lettres & de l'argent.

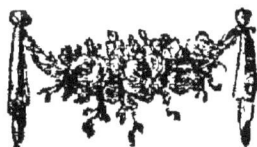

A PARIS,

Chez l'Auteur, Collège des Tréforiers, rue de Richelieu - Sorbonne.

M. DCC. LXXIX.
Avec Approbation & Privilege du Roi.

*Je certifie que cette édition est
la seule véritable.* Savery

PRÉFACE.

Comme il seroit ridicule de faire une longue Préface pour un Ouvrage si court, nous nous contenterons de dire que, nous prions les Lecteurs de ne nous juger qu'après qu'on aura fait des expériences multipliées & des observations suivies sur la méthode que nous proposons : elle trouvera sans doute bien des contradicteurs parmi les demi-Savans & les Médecins empyriques ; mais nous nous consolerons si elle obtient l'approbation de ceux qui sont versés dans la saine Physique & l'Histoire naturelle. Il est des gens à secrets, qui auroient vendu bien cher celui qui enseigne aux gens mariés, les moyens d'avoir des Garçons

A ij

PRÉFACE.

où des Filles à leur volonté : ces sangsues font payer au poids de l'or les compositions de leurs remedes, quoique d'un mérite assez commun, & le vulgaire ignorant, séduit par leurs belles promesses, perd souvent, avec son argent, la santé & quelquefois la vie. Nous aimons mieux être utile, que nous enrichir : & comme nous sommes sur le point de faire un long voyage, où il est très-possible que nous périssions, nous serions fâché que le Public fût privé d'une telle découverte. Au reste, nous prévenons nos Lecteurs, qu'on doit regarder comme contrefaits tous les Exemplaires de ce petit Livre, dans lesquels on ne trouvera pas au verso du Frontispice, la formule suivante, signée de notre main : *Je certifie que cette édition est la seule véritable.*

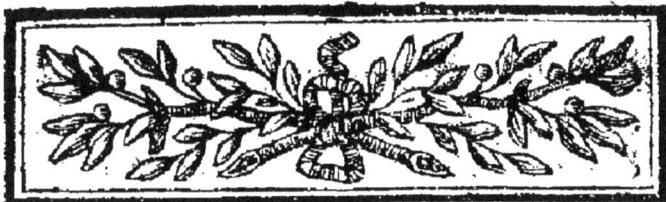

DES MOYENS

QUE

LA SAINE MÉDECINE

Peut employer pour multiplier un Sexe plutôt que l'autre.

AVANT d'indiquer les moyens par lesquels les gens mariés peuvent se procurer à leur gré des Garçons ou des Filles, nous croyons qu'il est très-à-propos d'exposer en peu de mots la vraie théorie de la génération, puisque c'est par cette théorie qu'on peut juger si les moyens que nous proposons sont capables en effet d'opérer un phénomene que les Savans ont regardé jusqu'ici comme au-deffus des reffources de l'Art.

Plufieurs Auteurs ont prétendu que dans toutes les liqueurs du corps humain, on découvre de petits animaux; on trouve auffi, dit-on, dans la femence des animaux égorgés, foit mâles, foit

femelles , des petits *corps mouvans*,
qu'on a pris pour de petits animaux,
& qu'on a nommés des *vers fpermatiques*. Leuwenhoek a pouffé fi loin
fes découvertes par le microfcope,
qu'il prétend avoir diftingué les deux
fexes de ces animaux ; mais peu de
gens ajoutent foi à cette prétention.
Les uns fe font imaginés que la femence ayant été feringuée dans l'uté-
rus d'une femelle , un petit ver
mangeoit l'autre, & que le dernier,
qui s'etoit nourri de tous les autres,
formoit le fœtus ; d'autres ont avan-
cé , que ces petits vers montoient à
l'ovaire par les trompes de fallope ;
qu'étant arrivés à l'ovaire , ils fe prome-
noient fur l'œuf qui étoit mûr ; que le
premier qui rencontroit ce trou qui eft
dans l'œuf, y entroit ; qu'il y avoit une
valvule qui empêchoit ce petit ver de
revenir fur fes pas ; que s'il y avoit
plufieurs œufs mûrs , il fe formoit
plufieurs fœtus , parce que plufieurs
vers s'infinuoient dans ces œufs :
d'autres ont affuré que les corps des
animaux exiftent en petit dans les
œufs des femelles, & que la liqueur
féminale du mâle ne fait que procurer le premier développement : mais

Il est difficile de concevoir la situation d'un si grand nombre de germes renfermés successivement les uns dans les autres, & tous ensemble dans un seul ou dans un petit nombre d'œufs. D'ailleurs, la même chose devroit arriver à l'égard des plantes; mais comment a-t-il pu se rassembler dans le germe unique d'une plante, & cette plante qui existe actuellement, & les semences qu'elle produit ou qu'elle produira, ou les plantes qui naîtront ou pourront naître de ces semences? C'est ce qui passe les forces des plus grands génies.

D'un autre côté, où existoit le mulet qui naît de l'accouplement d'un âne & d'une jument? Est-ce dans la matrice de la jument? Mais naturellement dans la matrice de la jument, il y aura eu des machines homogenes à son être, & destinées en se développant, à devenir chevaux & non mulets. L'imagination de la mere ne sert de rien ici; posez les mêmes circonstances, il naît toujours un mulet, & non un lion, un bœuf ou autre chose.

Cette machine ainsi informe, dira-t-on, étoit sans doute la plus prochaine pour être fecondée; mais si un

A iv

cheval l'eut fecondée, il en feroit né
tout naturellement un cheval & non
un mulet. En pofant telles circonftances, peut-on faire changer la nature
& transformer la machine? Si l'âne
l'eut dépofée pour y avoir fa nutri-
tion, il en naiffoit un âne & non un
mulet. Comment donc tout cela
arrive-t-il? Cependant ce fyftême a eu
beaucoup de partifans, & paroît en
avoir encore; ils fe fondent fur ce
que dans l'acte vénérien fuivi de la
conception, il arrive toujours, difent-
ils, qu'une véficule fe fend, d'où ils
concluent qu'elle laiffe couler un petit
œuf, qui eft reçu dans les trompes, d'où
il paffe dans la matrice. On apperçoit
en effet une fente dans l'ovaire d'une
femelle qui a conçu; d'ailleurs on a
trouvé des fœtus dans l'ovaire & dans
les trompes, foit des quadrupedes,
foit des femmes, & l'on ne peut
nier que l'œuf ne fe détache de l'ovaire
des oifeaux. D'autres affurent que les
œufs, & même les vers fpermatiques,
font des êtres imaginaires. Weitbrech,
(*Mém. de Pétersbourg, tome* 4) a
trouvé les trompes fermées dans une
femme de 24 ans, qui avoit eu un
enfant; d'où l'on conclut que le fœtus

ne paſſe pas des ovaires dans la matrice à travers les trompes. A l'égard
de la liqueur ſéminale des ovaires,
elle peut y paſſer à travers le tiſſu
ſpongieux de ce viſcere ; les enfans
qu'on a trouvé dans l'abdomen, y ſont
arrivés par les trompes, ou par une
ouverture accidentelle de la matrice.

Quelle que ſoit l'autorité de Leuwenhoek, pluſieurs Savans modernes
ont oſé nier l'exiſtence des vers ſper-
matiques ; des microſcopes plus par-
faits, une attention plus ſcrupuleuſe,
ont démontré nouvellement dans la
ſemence du calmar des eſpeces de
tuyaux très-compoſés, formés de différentes pieces qui concourent toutes
au mouvement, & qui lancent une matiere compoſée de petits globules opa-
ques, nageant dans une liqueur ſéreuſe,
mais qui ne donnent préciſément aucun ſigne de vie. Celui qui a fait cette
obſervation, conclut que ce qu'il a vu
en grand dans le calmar, doit exiſter
en petit dans les autres animaux,
& que ce qu'on a pris pour des êtres
vivans, ne doit être que des eſpeces
de machines deſtinées à la féconda-
tion. L'analogie de ces expériences
eſt plus grande qu'on ne le penſeroit

avec celles de Leuwenhoek. Ce qu'il
dit fur la maniere dont quelques-uns
de ces animaux fe rompent ou fe
développent, fur leur changement de
figure, fur leur mouvement progref-
fif, qui, felon lui, ne s'étend pas à
l'épaiffeur d'un cheveu ; enfin ce qu'il
prononce, que les corps de ces animaux, placés fur une lame de verre,
fe font confervés cinq mois entiers,
prouve que leur enveloppe extérieure
a une folidité pareille à celle des
vaiffeaux féminaires du calmar, &
il donne à cette enveloppe extérieure
la folidité d'un cartilage. Il paroît
donc que les corps mouvans qu'on trouve dans les liqueurs féminales des
animaux, & dans les infufions des
graines des végétaux, ne font que des
molécules organiques, c'eft-à-dire,
des molécules propres à former des
corps organifés, & non des êtres vivans
& doués de la faculté de fentir.

Plufieurs Phyficiens modernes affurent que la production des animaux
dépend du mêlange des liqueurs du
mâle & de la femelle ; les molécules
organiques renvoyées dans toutes les
parties du corps, dans un réfervoir
commun, paffent du corps du mâle

dans celui de la femelle, & se mêlent
avec la liqueur séminale de celle-ci
qui lui est très-semblable. De ce mêlange il résulte un petit corps, qui, venant à se développer, devient celui
d'un animal. Malpighy a toujours trouvé le fœtus dans les œufs que produi-
soient les poules, après avoir reçu le
coq ; mais il n'a jamais trouvé qu'une
mole dans la cicatrice des œufs dès poules vierges, ou de celles qui n'avoient
pas reçu le coq depuis long-tems. Il est
donc évident que le fœtus n'est pas
préexistant dans l'œuf, & qu'il ne s'y
forme que quand la femence du mâle
le pénetre.

Selon ce que nous avons dit dans notre physique, il existe dans la nature
des forces, soit attractives, soit répul-
sives, par lesquelles les molécules des
différens corps, s'attirent ou se repous-
sent, selon la distance où elle se trouvent, & l'arrangement des points physiques dont elles sont composées ; &
c'est de-là que dépendent les figures ré-
gulieres des crystaux qu'on observe
dans les différens sels, parce que les
particules dont ils sont composés ne
s'attirent que par certains côtés, &
tendent par conséquent à former une

figure plutôt que l'autre; par une raison
semblable, les molécules organiques
du mâle & de la femelle doivent produire, par leur arrangement, un corps
d'une figure déterminée. Ainsi les molécules qui auront été renvoyées de la
tête de l'animal, se fixeront & se dis-
poseront dans un ordre semblable à celui dans lequel elles ont en effet été
renvoyées; celles qui auront été renvoyées de l'épine du dos, se fixeront
de même dans un ordre convenable,
tant à la structure qu'à la composition
des vertebres, & il en sera de même
de toutes les autres parties du corps:
les molécules organiques qui ont été
renvoyées de chacune des parties du
corps de l'animal, prendront naturellement la même position, & se dispo-
seront dans le même ordre qu'elles
avoient lorsqu'elles ont été renvoyées
de ces parties; par conséquent ces molécules formeront nécessairement un
petit-être organisé, semblable en tout
à l'animal dont elles font l'extrait. Si
l'on en croit M. de Buffon, il existe un
nombre déterminé de moules, qui se
détruisent & se renouvellent à chaque
instant, capables de s'assimiler la matiere organique, de lui donner la figure

& l'arrangement propres à former différens corps, foit végétaux, foit animés. Ce nombre de moules formés par la *matiere organique*, c'eft-à-dire, par des *parties dont font compofés les organes propres à mouler les molécules organiques*, eft toujours à peu près le même, & il s'en forme d'autres auffi-tôt que les premiers font détruits, & de même les molécules organiques font compofées d'une matiere dont la quantité eft déterminée.

Les molécules organiques, répandues dans les alimens que nous prenons, fe féparent des parties brutes dans les inteftins, entrent avec le chyle dans les veines lactées & dans le fang, s'arrêtent dans les différentes parties du corps, étant attirées par d'autres parties analogues ; & de cete maniere, fi l'on en croit un Savant, le corps fe nourrit dans toutes fes parties, qu'on doit regarder comme creufes & comme autant de moules qui reçoivent la fubftance organique dans leur intérieur. Peut-on penfer que par une irritation produite dans ces moules, il fe fait une contraction qui expulfe les molécules organiques, les rend à la circulation, de maniere qu'elles vont

fe rendre dans les tefticules des mâles ,
& dans les ovaires des femelles, où
elles fe perfectionnent , & fubiffent
quelque changement ? Ou bien peut-on
croire que les molécules qui forment
la liqueur féminale , travaillées par
l'action des vaiffeaux & des filtres de
différentes parties du corps, s'y mou-
lent avant de fe rendre au réfervoir
qui leur eft deftiné , & deviennent
ainfi capables de produire un corps or-
ganifé? Le vrai réfervoir de la femence dans les femelles des animaux, eft
placé, felon M. de Buffon, dans les
corps glanduleux qui croiffent fur leurs
tefticules ; la liqueur contenue dans
la cavité de ces *corps jaunes & glanduleux* , eft la vraie liqueur féminale
dans laquelle on remarque des corps
mouvans , comme dans celle des mâles.

Ne peut-on pas fuppofer que dans
la liqueur de chaque invidu , mâle &
femelle , l'activité des molécules organiques qui proviennent de cet individu , a befoin d'être contre-balancée
par l'activité ou la force des molécules d'un autre individu , pour qu'elles
puiffent fe fixer ; qu'elles ne peuvent
perdre cette activité que par la ré-

sistance ou le mouvement contraire
d'autres molécules semblables, & qui
proviennent d'un autre individu, &
que sans cette espece d'équilibre en-
tre l'action de ces molécules de deux
individus de différens sexes, il ne peut
résulter l'état de repos, ou plutôt l'é-
tablissement local des parties organiques, qui est nécessaire pour la formation du corps de l'animal ?

On peut croire que quand il arrive
dans le réservoir séminal d'un individu des molécules organiques, semblables à toutes les parties organiques
de cet individu d'où elles font renvoyées, ces molécules ne peuvent se
fixer, parce que leur mouvement n'est
point contre-balancé, & qu'il ne peut
l'être que par l'action & le mouvement
contraire d'autant d'autres molécules qui doivent provenir d'un autre individu, ou de parties différentes dans
le même individu ; que, par exemple,
dans les arbres chaque bouton qui peut
devenir un petit arbre, a d'abord été
comme le réservoir des molécules organiques, renvoyées de certaines parties de l'arbre ; mais que l'activité de
ces molécules n'a été fixée que par le
renvoi dans le même lieu de plusieurs

autres molécules, provenant d'autres parties, & qu'on peut regarder sous ce point de vue, les unes, comme venant des parties mâles, & les autres, comme provenant des parties femelles. En forte que dans ce fens, les animaux & les végétaux doivent tous avoir les deux fexes, conjointement ou féparement, pour pouvoir produire leur femblable.

Le réfultat du mêlange des deux liqueurs feminine & mafculine, produit non-feulement un fœtus femelle ou mâle, comme le penfoient les plus habiles Médecins de l'antiquité, mais encore d'autres corps organifés, fufceptibles d'accroiffement, & qui ont une efpece de végétation. Le placenta, les membranes, le cordon ombilical, font produits en même tems que le fœtus ; mais comme il n'y a aucune partie dans le corps, foit du mâle, foit de la femelle qui leur foit analogue, il femble qu'on ne peut fe difpenfer d'admettre, que les molécules organiques des liqueurs féminales de chaque individu mâle & femelle, forment des corps organifés, toutes les fois qu'elles fe fixent en agiffant mutuellement les uns fur les autres. Enforte

que fi le fœtus eft mâle , les parties
employés à former un mâle , feront
d'abord celles du fexe mafculin qui fe
fixeront les premieres , en formant les
parties fexuelles ; celles qui font com-
munes aux deux individus , pourront
fe fixer indifféremment pour former le
refte du corps , tandis que le placenta
& les enveloppes feront formées de
l'excédent des molécules organiques,
qui ne font pas entrées dans la com-
pofition du fœtus. « Si , comme nous
fuppofons , dit l'Illuftre M. de Buffon , le fœtus eft mâle , alors il refte
pour former le placenta & les enveloppes , toutes ces molécules organiques
des parties du fexe feminin qui n'ont
pas été employées, & auffi toutes celles
de l'un & de l'autre des individus qui
ne feront pas entrées dans la compo-
fition du fœtus , qui ne peut en admettre que la moitié ; & de même, fi
le fœtus eft femelle , il refte pour former le placenta toutes ces molécules
organiques des parties du fexe mafculin , & celle des autres parties du
corps , tant du mâle que de la femelle,
qui ne font pas entrées dans la com-
pofition du fœtus , ou qui ont été ex-
clues par la préfence des autres molé-

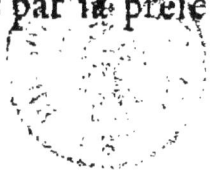

cules femblables , qui fe font reunies
les premieres ». Au refte , ceux qui
voudront avoir des idées plusdevelop-
pées fur les caufes phyfiques de la génération , peuvent confulter notre
Phyfique du corps humain , & le dif-
cours fur les Quadrupedes qu'on trouve à la tête du quatrieme volume de
notre Précis d'Hiftoire naturelle : le
petit Livre que nous publions aujour-
d'hui , n'étant, pour ainfi dire, qu'un
fupplément commun à ces deux ouvrages.

On peut expliquer par les principes
précédens, pourquoi il naît à la Campagne plus de garçons que de filles,
tandis que dans les Villes , il naît plus
de filles que de garçons. En effet , les
habitans de la Campagne font plus
vigoureux que ceux des Villes ; ainfi
la liqueur prolifique du mâle doit dominer dans la génération ; ce qui ne
peut arriver , à moins qu'il ne naiffe
plus de mâles que des femelles. Dans
les Villes , au contraire , la vie fé-
dentaire & les débauches de tous gen-
res, rendent les hommes foibles; ainfi,
dans les Villes, la liqueur prolifique
des femmes doit dominer dans la génération , & par conféquent, il doit

naître plus de filles que de garçons dans
les contrées ou le peuple est très-mi-
sérable ; comme les hommes ressentent
plus les effets de la misere & du chagrin que les femmes , qui sont plus
portées à la joie , il paroît que la
liqueur feminine doit dominer , &
qu'il doit y naître plus de filles que
de garçons : d'où il suit manifestement
qu'il peut atriver qu'il naisse maintenant plus de filles que de garçons
dans un pays où il naissoit autrefois plus
de garçons que de filles ; ce qui peut
dépendre du luxe , de la façon de vivre,
qui a changé , du Gouvernement ou
d'autres causes locales.

Un Agronôme de Siléfie s'est con-
vaincu par une expérience de vingt
ans , que dans cette contrée il naissoit beaucoup plus de bêtes à corne ,
de bêtes à laine, de poulets & d'oiseaux
femelles que de mâles. Il naît neuf
brebis pour un belier , vingt-six vaches
pour un taureau , quinze poules pour
un coq : les vieilles vaches portent le
plus de mâles ; les vieilles jumens tout
au contraire ; plus de femelles. Quant
aux mâles qui couvrent les unes & les
autres , il naît plus de femelles de
vieux , plus de mâles des autres. Il a

été un tems ou l'on n'a pu avoir de cha-
pons, parce qu'on n'avoit que de vieux
coqs; dans le même tems, il y avoit
deux tiers de dindonneaux de plus
que de jeunes poules dindes, parce que
les coqs étoient jeunes. Une jeune
femelle couverte par un vieux mâle
produit plus de femelles, une vieille
plus de mâles. Le fruit de ces accou-
plemens reſſemble d'ordinaire à la
plus jeune des bêtes accouplées; lorſ-
que les mâles & les femelles ſont à peu-
près du même âge, ils engendrent à
peu près la même quantité de femelles
& de mâles. Si la différence récipro-
que des âges influe ſi puiſſamment ſur
le ſexe des animaux engendrés, la nature enseigne donc à l'homme le moyen
de multiplier un ſexe plutôt qu'un
autre.

Mais cet expédient ſeroit du goût
de peu de monde, & peu de jeunes
gens voudroient épouſer une vieille
femme, par le motif d'engendrer des
garçons & non des filles; il eſt donc a
propos d'enſeigner ici comment les
gens mariés peuvent parvenir au même
but, quoiqu'ils ſoient à peu près de
même âge. Pour peu qu'on ait compris
ce qui précéde, il eſt aiſé de concevoir

que fi l'on peut parvenir à donner plus
d'activité à la femence de l'un des individus, ce dernier donnera fon fexe au
produit de la génération ; mais les
caufes qui peuvent donner cette fupé-
riorité à l'un des individus, doivent être
rangés fous deux claffes ; car les unes
font *phyfiques*, & les autres *morales*.

Mais pour fixer les idées, fuppofons
qu'un mari, d'un tempérament moins
porté à l'amour que fa femme, foit
bien aife d'obtenir un garçon. * Dans
ce cas, auffi-tôt que les regles de fa
femme commenceront à paroître, elle
fera lit à part, fe nourrira principalement de végétaux, de potages très-
délayés, s'abftiendra du vin, ou n'en
boira que très-peu ; de cette maniere
fa force & fa vigueur diminueront au
point qu'elle recevra les embraffemens
de fon mari avec beaucoup moins d'ar-
deur qu'auparavant. A l'égard du mari, on lui recommandera un exercice
modéré, de faire ufage d'un excellent
vin, mêlé avec affez d'eau, fans néan-

---

* Les tempéramens bilieux & les mélanco-
liques font plus portés à l'amour que les tempéramens fanguins, les flegmatiques & les pituiteux.

moins en prendre une très-grande
quantité ; il pourra manger du mouton
bouilli ou rôti, des perdreaux rôtis,
&c. De plus, il pourra prendre pendant quelques jours (avant de coucher
avec fa femme) le tiers d'une infufion
faite avec un gros ou un gros & demi de
racine de ginfeng, dans une livre d'eau,
* tous les matins, deux heures avant
de déjeûner, ou mieux encore environ
trois onces une heure avant de dejeûner,
autant une heure avant dîner ; & fi
l'homme étoit très-froid & d'un tempérament très-mou, autant une heure avant
fouper ; cela fait, il pourra coucher avec
fa femme le treizieme ou le quatorzieme
jour à compter du commencement des
dernieres regles **, mais il ne doit pas

* Cette racine eft blanche & un peu
noueufe, brillante, & comme tranfparente
de la longueur de deux pouces, & à-peu-près
de la groffeur du petit doigt. Celle qui nous
vient de la Chine eft la meilleure, mais elle
eft fort chere ; celle qu'on tire du Canada
a beaucoup moins de vertu. Il faut prendre
garde qu'elle ne foit trop vieille & vermoulue.
On doit la faire bouillir un peu plus que le
thé, c'eft la pratique des Chinois quand ils en
donnent aux malades.
** Les Sages-femmes inftruites, comptent

multiplier les embrassemens de crainte
de s'affoiblir. Si l'on ne pouvoit se procurer du ginseng qui cependant est assez
commun à Paris, du moins celui du Cana
da, on pourroit faire usage d'une infusion
de bois amer de Surinam , ou d'une dé-
coction de quinquina ; mais nous préfé-
rons l'infusion de ginseng dont on vient
de parler. Il y a encore plusieurs autres
plantes qui peuvent servir au même
usage , & qui sont assez connues des
Médecins.

Si au contraire ou vouloit avoir une
fille , le mari trop vigoureux devroit
observer le régime que nous venons
d'indiquer pour la femme , & celle-ci
au contraire adopter le régime que nous
venons de prescrire au mari. On peut
faire quelque changement à cette méthode , selon les tempéramens & les
circonstances.

---

ordinairement l'époque de la conception depuis
le quatorzieme jour qui a suivi le commencement des dernieres regles qui ont paru , &
l'observation a souvent verifié la justesse de ce
calcul. Ainsi ce quatorzieme jour paroît très-
favorable à la conception , ce qui vient sans
doute de ce que la matrice est alors mieux dispo-
sée à retenir le produit de la génération.

Comme le ginfeng eft un peu échauf-
fant, les tempéramens maigres, fecs,
ardens, bilieux, fur-tout s'ils font dans
la confiftance de l'âge, & qui ne font
pas affoiblis par l'abus des plaifirs, &c.
&c., fe contenteront de prendre cette
fubftance pendant 3 ou 4 jours, c'eft
à-dire, depuis le dixieme jufqu'au treizieme ou quatorzieme jour, à compter
depuis le commencement de l'apparition des regles; les tempéramens
mous, pituiteux phlégmatiques, ceux
que les excès ont affoibli, la prendront
pendant dix jours, c'eft-à-dire, depuis
le cinquieme jour jufqu'au quatorzieme,
toujours en comptant depuis l'apparition des regles; ceux qui fe trouvent
dans un état moyen, qui ne font ni
froids ni chauds, fi l'on peut s'expri-
mer ainfi, en feront ufage pendant
5 ou 6 jours, depuis le huitieme jufqu'au quatorzieme jour. En un mot, on
doit avoir égard à l'âge, au tempérament, aux forces actuelles, foit de
l'homme foit de la femme, & il eft
prudent, pour ne pas fe tromper, de
confulter quelque bon Médecin phyfi-
cien; car les Empyriques font trop bor-
nés pour goûter & faifir cette théorie
qu'ils

qu'ils ne manqueront pas de décrier ;
mais nous en appellons aux observations
& à l'expérience.

Passé le quatorzieme ou tout au plus
le seizieme ou dix-septieme jour , on
reprendra sa façon de vivre ordinaire;
mais si la femme n'est pas devenue
enceinte , on se comportera , après la
nouvelle apparition des regles, comme
on vient de le dire , & ainsi de suite,
jusqu'à ce que la femme ait conçu;
en se souvenant que la sobriété est nécessaire, non-seulement pour une bonne
digestion , mais encore pour perfection-
ner la semence prolifique, & toutes les
liqueurs du corps humain. Boerhaawe ,
pense qu'on peut substituer avec avantage la racine de fenouil au ginseng ;
c'est au tems à détruire ou à confirmer
cette opinion.

Si l'on veut faire usage du quinquina , il sera bon de faire infuser à froid
pendant deux jours, une once en pou-
dre , de cette écorce bien choisie, dans
deux livres de vin de Bourgogne , de
Bordeaux , de Languedoc ou de
quelqu'autre bon vin , & en prendre deux fois le jour , savoir deux
heures avant déjeuner ; & , une
heure avant dîner , environ trois
B

onces chaque fois. Si l'on fait usage
du bois amer de Surinam (que M.
Lieutaud désigne sous le nom de *bois de
Surinam*), on le fera infuser à l'ordinaire, à la dose de 2 gros, dans une
pinte d'eau, après l'avoir bien concassé,
& on le prendra deux ou trois fois par
jour, comme le ginseng; mais cetre
derniere plante, je veux dire le ginseng,
mérite la préference. Voila ce qui
regarde les causes Physiques.

Mais on ne doit pas négliger les morales, parce qu'elles influent beaucoup
sur le produit de la génération. En effet,
une femme qui se prêteroit seulement
par politique & sans goût, aux embrassemens d'un mari détesté, ne déploye-
roit pas en entier ses facultés génératives ; & quoiqu'elle fut plus vigou-
reuse que son mari, elle pourroit bien
produire un garçon au lieu d'une fille ;
au contraire, une femme très-amoureuse
pourroit produire aun fille au lieu d'un
garçon, quoiqu'elle fut plus foible que
le mari, parce qu'elle feroit usage de
toutes ses facultés génératives, pendant
que le mari, chagrin ou absorbé par
quelques pensées tristes ou inquiétantes
n'agiroit pas alors avec toutes ses forces absolues. C'est pourquoi si la femme

veut avoir un garçon, il est à propos
que pendant les embrassemens de son
mari, elle pense à quelque chose de
triste, comme, par exemple, à la
mort de quelqu'un de ses amis ; mais au
contraire, si elle veut avoir une fille,
elle doit écarter toute pensée inquié-
tante ; réciproquement si le mari veut
donner son sexe au produit de la conception, il doit écarter toute pensée
fâcheuse ; mais il s'occupera de quelque chose de triste, si c'est la femme
qui doit donner son sexe à l'enfant qu'on
attend.

On peut maintenant comprendre,
1.° pourquoi, lorsque deux jeunes per-
sonnes sages se marient, & que la conception a lieu les premiers jours du
mariage, il arrive si souvent que le
premier enfant est un garçon, parce
que la jeune femme, timide, n'étant pas
encore assez familiere avec son mari,
ne deploye pas toutes ses facultés génératives, comme le mari, qui est bien
moins timide ; mais celui-ci s'épuise
dans la suite plus facilement que sa femme, dont les facultés génératives deviennent pour l'ordinaire supérieures à
celles du mari. On peut, en second lieu,
rendre raison pourquoi les Turcs ont,

dit-on, ordinairement plus de filles que
de garçons, parce que la pluralité des
femmes étant commune chez eux, les
hommes s'épuisent plus aisément que
les femmes, qui jouissent plus rarement
des embrassemens de leurs maris, que
chez les nations dans lesquelles chaque
mari n'a qu'une femme.

On peut encore, par ces mêmes principes, conjecturer assez juste si une
femme est grosse d'un garçon ou d'une
fille, pourvu qu'on connoisse bien le
moral & le physique, je veux dire, la
tournure de l'esprit, & le tempérament
du mari & de la femme; & quoique
quelques circonstances particulieres &
accidentelles puissent déranger le prog-
nostic, néanmoins les erreurs seront
rares, & mes conjectures ne m'ont
jamais trompé lorsque j'ai fait de telles
prédictions. Si une femme qui n'aime
pas son mari en a été traitée mieux que
de coutume, si celui-ci lui a fait quelque présent agréable, si par sa nouvelle
façon d'agir, il lui a persuadé qu'il l'ai-
moit sincerement, & qu'à l'avenir il
auroit pour elle les égards & les com-
plaisances que les bons maris ont ordinairement pour leurs femmes; si dans
cette circonstance momentanée la fem-

me reçoit les embraffemens de fon mari,
il pourra en réfulrer un enfant dont le
féxe pourra être différent de ce qu'il
auroit été, fi l'ame de la femme avoit
été affectée d'une maniere différente.
Il y a auffi d'autres circonftances mo-
mentanées qui peuvent déranger les
conjectures. Mais en général, on fe
trompera rarement, lorfqu'on connoî-
tra ce qui fe paffe dans le menage;
auffi bien que le moral & le phyfique
du mari & de la femme.

Les moyens que nous venons de pro-
pofer font fondés, fur la théorie la plus
fatisfaifante que les Sçavans ayent
propofé fur la génération, fur les obfervations, & conformes aux caufes phyfiques qui jufques ici ont paru influer
fur la production d'un fexe plutôt que
fur celle de l'autre, foit chez les hommes,
foit à l'égard des animaux; & ce que
nous avons dit à l'égard des premiers,
fuffit pour faire comprendre de quelle
maniere on peut parvenir à multiplier
le fexe qu'on voudra parmi les chiens,
les chats, & les autres animaux do-
meftiques.

Comme la différence des fexes dépend de l'influence des caufes phyfiques & morales, il feroit poffible que

quelques unes de ces caufes manquant l'on n'obtienne pas toujours l'effet défiré en fuivant la méthode prefcrite, mais il y a lieu de penfer que ces cas feront rares.

Au refte, comme peu de gens voudront s'afujettir à la méthode prefcrite, & que le peuple n'en aura jamais aucune connoiffance, elle pourra feulement être utile aux grands Seigneurs, & à quelques riches Bourgeois qui la mettront en ufage. Il y a même lieu de penfer que peu de perfonnes ajouteront foi à nos promeffes, mais nous efperons que le tems & l'expérience confirmeront nos conjectures.

Après avoir enfeigné les moyens d'obtenir un fexe préférablement à l'autre, il feroit beau de s'occuper de la recherche de ceux qui pourroient prolonger la vie humaine bien au delà de fon terme ordinaire, ce que bien des gens regardent comme très poffible. Plempius étoit perfuadé que les perfonnes qui font parvenues à une extrême vieilleffe, peuvent naturellement rajeunir; ce qu'il prouve par plufieurs hiftoires, & entr'autres, par celle de ce fameux gentilhomme Indien, qui vécut 340 ans, & qui rajeunit

par trois fois. Il en rapporte une autre,
d'un Miniftre d'Angleterre, qui mourut à Neufchâtel en 1660. Cet homme
ayant toutes les incommodités qu'ap-
porte la vieilleffe, commença à fe
mieux porter à l'âge de plus de 100
ans ; il lui pouffa alors des dents nou-
velles, les cheveux lui revinrent, la
vue fe fortifia, & il fe fit en lui un re-
nouvellement fi remarquable de tous
les fens, qu'on croyoit qu'il dût vivre
plus de 200 ans ; néanmoins il mourut peu de tems après, & ne paffa pas
114 ans. On lit dans *l'hiftoire des Indes,
de Maffée*, que quand Acuna entra
dans la ville de Diou, en 1535, il fe
préfenta à lui un vieillard âgé de 335
ans, avec fon fils qui en avoit 90 ; il
avoit changé trois fois de dents & de
barbe, qui redevint noire après avoir
été blanche ; il mourut âgé de plus de
de 400 ans au rapport de gens du
pays. Il fut cent ans payen, 300 ans
mahométan, & catholique fur la fin
de fes jours. Gemelli-Carreri, dans fon
voyage autour du monde, parle d'un
autre homme qui vécut 300 ans à Ma-
laca. Ces obfervations, fi elles étoient
inconteftables, fembleroient démon-
trer la poffibilité de prolonger la vie

pendant plusieurs siecles par les ressources de la Médecine.

On sait encore que certaines maladies rappétissent la taille, ramollissent les os, & détruisent cette dureté qui va ordinairement toujours en croissant avec l'âge. Swieten parle d'une femme de 22 ans, qui, après une fievre, commença à éprouver de grandes douleurs par tout le corps; bientôt elle ne put plus se soutenir sur ses pieds, la figure de son corps changeoit, & dans l'espace de 19 mois, elle étoit plus petite d'un pied; on ne pouvoit la changer de place que tous ses os ne se courbassent, tout se tuméfioit, sa peau devenoit plus dure & plus épaisse, mais elle mangeoit avec avidité; après la mort on trouva ses os plus mous que la cire, sans cavité ni moëlle. On remarque que les enfants foibles dont le régime est composé principalement de substances accescentes, sont souvent attaqués de rachitis & d'une grande flexibilité des os. La liqueur dans laquelle Ruysch gardoit un fœtus humain, étant devenue un peu trop acide, les côtes se ramollirent au point qu'on pouvoit les nouer comme un cordon.

Il y a donc dans la nature des causes qui

peuvent ramollir les os comme il y en a
qui peuvent produire des concrétions
plâtreuses ou calcaires dans toutes les
parties du corps, ainsi qu'on l'observe
si souvent chez les goutteux. Ne seroit-
il pas possible d'empêcher cette dif-
position qu'ont les fibres du corps humain à se roidir & à devenir plus so-
lides, en dissolvant & en dissipant
(sans nuire cependant à la machine,)
la matiere terreuse qui peu à peu rem-
plit leurs pores, & se fixe dans les
plus petits canaux? Si la fortune nous
l'avoit permis, nous nous serions oc-
cupé de cet objet, qui mérite assurément
l'attention de ceux qui se sentent quelque génie pour les découvertes utiles
au genre humain. Ils ne doivent point
craindre de faire des expériences &
des observations pour découvrir les
moyens d'obtenir un si grand avantage;
qu'ils ne se rébutent point par les dif-
ficultés, quoique Hyppocrate nous
avertisse que l'expérience est dange-
reuse & qu'il est difficile de porter un
jugement sûr, parce que la Médecine
demande trop de temps pour l'appren-
dre, & que la vie est trop courte. Il
faut donc saisir l'occasion avec quelque
rapidité, de peur qu'elle nous échappe.

On dira peut-être que les dents tombant avec l'âge, l'art ne fournit aucun moyen de les faire renaître ; mais cette difficulté paroît nulle en supposant comme le rapporte Plempius, que les dents reviennent après un certain nombre d'années, que les cheveux reprennent aussi alors leur couleur, &c. Quoi qu'il en soit, nous donnons tout ceci pour une conjecture & non pour une vérité démontrée. Au reste, ceux qui veulent prolonger leurs jours de quelques années au-delà du terme ordinaire trouveront dans notre Physiologie, un régime dont ils pourront tirer un grand avantage.

FIN.

APPROBATION.

J'AI lû, par ordre de Monseigneur le Garde des Sceaux, un manuscrit ayant pour titre : *Des moyens que la saine Médecine peut employer pour multiplier un Sexe plutôt que l'autre*, par M. Saury ; & je n'y ai rien trouvé qui puisse en empêcher l'impression. A Paris, ce 12 Juillet 1779.

Signé GARDANE.

Le Privilége se trouve au Précis d'Histoire naturelle de l'Auteur.

De l'imprimerie de GRANGE.

CATALOGUE

DES LIVRES DE L'AUTEUR.

PHYSIQUE *du corps humain :*
2 vol. *in-12.* 4 liv. *broché.*

Ce livre renferme ce qu'on connoît de plus
intéreſſant ſur les fonctions vitales & animales;
la plupart de ceux qui, ſans avoir étudié la
Médecine, veulent néanmoins ſe mêler de trai-
ter les maladies dont ils trouvent la deſcription
dans pluſieurs livres de Médecine qu'on a pu-
bliés dans notre langue, s'expoſent ſouvent à
prendre une maladie pour l'autre, & à com-
mettre des fautes irréparables; parce qu'ignorant la phyſique du corps humain, & par con-
ſéquent la nature des fonctions vitales & animales, ils ne ſauroient connoître la nature de
la maladie, ni la cauſe des ſymptomes qui la
font diſtinguer d'une autre; ainſi, la lecture de
ce livre ne peut que leur être très-avanta-
geuſe.

Hiſtoire naturelle du Globe : 2 vol.
in-12. 4 liv. 10 ſols.

Cet ouvrage renferme la Théorie de la Terre,
& contient tout ce qu'on a dit de plus intéreſſant
ſur la formation du Globe, ſur les pierres & pier-
reries, les ſels, les minéraux & les végétaux;
on doit le regarder comme la premiere partie
de l'Hiſtoire naturelle dont la Zoologie, ou la
ſcience des animaux forme la ſeconde.

Précis d'Histoire Naturelle : 5 vol. *in*-12. 12 liv. 10 fols.

Cet ouvrage qui, avec le précédent, & la Phyfique du corps humain, forme une hiftoire naturelle complette, reuferme l'hiftoire des infectes, des coquillages, des poiffons, des reptiles, des oifeaux, des quadrupedes, & celle de l'homme. On peut s'adreffer à l'Auteur, en affranchiffant les lettres, & il enverra, franc de port, les livres ci-deffus, moyennant les prix indiqués ; mais on donnera 11 livres pour les Précis d'Hiftoire naturelle ; fi on fouhaite l'avoir par la Pofte, on donnera 12 liv.

Précis d'Aftronomie : 1 liv. 16 fols.

Précis de Mathématiques : 2 l. 8 f.

La feconde édition de ce dernier eft épuifée.

Inftitutions Mathématiques : *in*-8.° 4 liv. 10 fols.

Tous les ouvrages précédens font fignés de la main de l'Auteur, & l'on doit regarder comme contre-faits tous les exemplaires qui n'auroient pas cette fignature.

Cours complet de Mathématiques : 5 vol. *in*-8.° avec un fupplément, 31 l.

Cours de Phyfique : 4 vol. 12 l. 10 f.

Morale de la Raifon : 1 vol. 2 l. 10 f.

Logique & Métaphyfique : 3 vol. 3 liv. 12 fols.

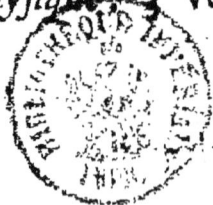

www.ingramcontent.com/pod-product-compliance
Lightning Source LLC
Chambersburg PA
CBHW060453210326
41520CB00015B/3927